DE LA CAUTÉRISATION

DANS LE TRAITEMENT

DES HERNIES OMBILICALES ÉTRANGLÉES

DE LA CAUTÉRISATION

DANS LE TRAITEMENT

DES HERNIES OMBILICALES

ÉTRANGLÉES

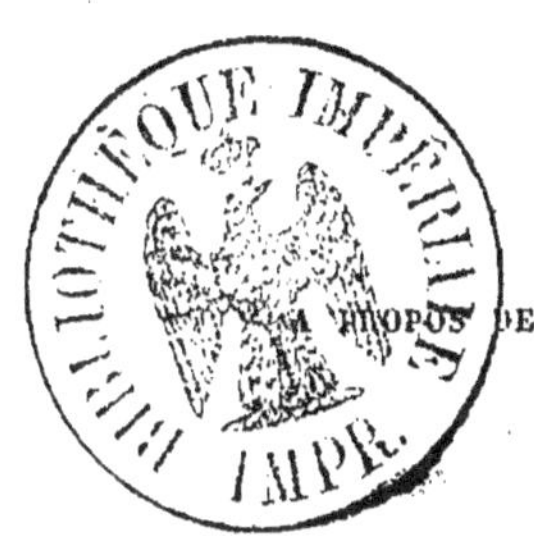

À PROPOS DE LA DISCUSSION QUI A EU LIEU A LA SOCIÉTÉ

DE CHIRURGIE DE PARIS ;

PAR M. LE Dr R. PHILIPEAUX.

Membre titulaire de la Société impériale de médecine de Lyon ;

lauréat de l'Institut, de l'Académie impériale de médecine de Paris ;

de la Société des sciences médicales et naturelles de Belgique ;

correspondant de la Société de chirurgie

de Paris.

LYON

IMPRIMERIE D'AIMÉ VINGTRINIER

RUE BELLE-CORDIÈRE, 14.

1862

DE LA CAUTÉRISATION

DANS LE TRAITEMENT

DES HERNIES OMBILICALES

ÉTRANGLÉES.

La discussion qui à eu lieu sur ce sujet à la Société de chirurgie de Paris a fait ressortir de la manière la plus évidente les dangers de l'opération pratiquée sur les hernies ombilicales étranglées.

Ces opérations sont tellement graves et réussissent si rarement que M. Huguier a été conduit à avancer que dans la hernie ombilicale étranglée, qu'elle soit intestinale ou seulement épiploïque, il serait peut-être préférable d'abandonner la hernie aux efforts de la nature en se contentant de surveiller ou de combattre les complications, que de pratiquer l'opération de la kélotomie.

Parmi les causes qui rendent cette opération si dangereuse, ce savant praticien a signalé en première ligne :

1° La lésion des parties herniées , facilitée par le peu d'épaisseur des enveloppes; l'absence fréquente de sérosité ; l'existence des adhérences nombreuses, viscérales et péritonéales ;

2° La nécessité, dans la grande majorité des cas, pour arriver à l'intestin, de passer à travers l'épiploon qui est blessé, et qu'on réduit ensuite dans le ventre ;

3° L'irruption facile des parties herniées à travers les enveloppes ;

4° Les difficultés extrèmes pour réduire la hernie et même quelquefois l'impossibilité absolue d'opérer la réduction après le débridement.

5° La proximité où la plaie de débridement se trouve du péritoine pariétal qui est nécessairement blessé. Dans les hernies inguinales et surtout dans les crurales, le sac est infundibuliforme, il forme un appendice du péritoine ; l'étranglement siége à une certaine distance de la grande cavité péritonéale ; circonstance toute différente de ce qui a lieu pour la hernie ombilicale.

6° Le voisinage très-rapproché du sac détermine bien plus vite et d'une manière bien plus inévitable que dans les autres hernies, la propagation de l'inflammation du sac au péritoine ;

7° La position déclive de l'ouverture herniaire débridée, agrandie fait , comme le dit M. Velpeau, que le sang, le pus, les liquides de la décomposition organique peuvent facilement s'infiltrer dans la cavité du péritoine , ce qui ne se retrouve pas dans les autres hernies vu leur position à la partie inférieure de l'abdomen.

De l'examen de ces causes de gravité, M. Huguier, passant à la question pratique , a rappelé que pendant son internat, il avait vu des opérations exécutées dans des cas de hernies ombilicales étranglées, par Dupuytren (1), Richerand, Gerdy et un autre chirurgien qu'il ne nomme pas, mais qui vit encore. Or, dit-il, *autant d'opérés autant de morts*.

M. Huguier, dressant ensuite la statistique des résultats

---

(1) Mon honorable confrère M. Diday, m'ayant fait remarquer que pendant son internat sous Dupuytren, il avait vu ce chirurgien opérer avec succès, dans la salle Saint-Jean, un cas de hernie ombilicale étranglée, je m'empresse de porter ce fait à la connaissance de la Société.

fournis par la pratique d'autres chirurgiens, mentionne 29 morts et 3 succès sur 32 opérations.

M. Richet ne partageant pas tout à fait la manière de voir de son collègue, a rappelé les succès de Philippe Boyer, ceux de Hervez de Chégoin et Denonvilliers.

Pour lui, les causes spéciales de gravité se résument dans les trois suivantes :

1° L'amincissement des enveloppes de la hernie, qui laisse les viscères sans protection.

2° La disposition infundibuliforme du sac, qui conduit le pus dans le péritoine ; et, pour lutter contre cette fâcheuse disposition, il conseille d'appliquer à la base du sac, deux grosses serre-fines qui ferment l'ouverture herniaire et empêchent autant que possible les liquides irritants rassemblés vers cette ouverture de tomber dans le péritoine.

3e La nécessité de faire porter le débridement sur le péritoine. Ce danger fait donner à M. Richet le conseil de ne débrider que s'il est tout à fait impossible de dilater suffisamment l'anneau abdominal. Si difficile que soit parfois cette dilatation, on pourra la faire en y mettant du soin et du temps.

Je n'ai pas pour but, dans ce travail, de rechercher si les moyens indiqués par M. Richet peuvent remédier aux graves accidents observés à la suite de hernie ombilicale étranglée, ni d'examiner si la kélotomie critiquée par M. Huguier doit ou non rester dans la pratique. Il faudrait pour cela revenir sur la discussion qui a eu lieu notamment entre ces deux chirurgiens distingués, discussion qui n'a fait que mettre en relief l'impuissance des moyens ordinaires, ou dresser une statistique (ce que je ne puis faire) des kélotomies ombilicales faites à Paris et en province, et voir si l'on en obtiendrait une moins décourageante que celle produite par M. Huguier.

Je pars de ce principe qui a clos la discussion, à savoir : que l'opération de la hernie ombilicale est très-grave, et je veux rechercher s'il n'est pas d'autres méthodes opératoires qui puissent, dans bon nombre de cas, lui être substituées ou associées et qui soient assez puissantes pour qu'on ne se trouve pas dans la triste alternative de laisser périr les malades atteints de hernies ombilicales étranglées, ou de confier dans ces cas la guérison, comme plusieurs membres en ont exprimé l'avis, aux seuls efforts de la nature.

Or, les hernies ombilicales peuvent être divisées en deux grandes classes :

1° Hernies intestinales ;

2° Hernies entéro-épiploïques.

§ I.

Lorsque dans une opération de hernie ombilicale étranglée, on trouve une portion d'épiploon, la science est loin d'être fixée sur la méthode qui doit être préférée, car l'exécution de toutes celles qu'indiquent les auteurs est suivie de revers graves et fréquents.

Ces résultats malheureux se retrouvent après l'emploi de toutes les méthodes proposées jusqu'à présent, méthodes qui sont :

1° La réduction précédée ou non de la section des adhérences.

2° L'abandon de l'épiploon dans la plaie.

3° L'excision de la partie épiploïque qui dépasse l'anneau herniaire.

4° La ligature immédiate suivant le procédé de Celse et d'Arnaud, ou faite après le développement des bourgeons charnus, suivant les conseils donnés par Scarpa.

Si l'étranglement produit par la constriction de l'épiploon concourt, comme l'ont démontré Verdier, Pipelet, Pouteau et Pott, à la production des accidents, la gangrène et la putréfaction de l'épiploon sont, dans tous les cas, la cause principale des péritonites mortelles et des résorptions putrides qui occasionnaient la mort des opérés.

La cautérisation peut-elle suppléer à l'insuffisance de toutes les méthodes que nous venons d'énumérer ?

Il serait impossible de répondre à cette question en consultant les auteurs anciens.

Celse, il est vrai, conseille de ne pas faire rentrer dans le ventre l'épiploon très-volumineux, mais de l'enduire de médicaments caustiques jusqu'à ce qu'il meure où se détache spontanément. Il ajoute même que le caustique est préférable à la ligature parce qu'il fait tomber plus promptement l'épiploon.

Scarpa a aussi employé des caustiques, puisqu'après avoir cité le passage de Celse, il ajoute : « Ce que je puis assurer, d'après l'expérience, c'est que le précipité rouge uni à l'alun n'attaque que la superficie de l'épiploon et le fait tomber couche par couche. » Plus loin, « et lorsque l'épiploon commence à suppurer, si l'on ne voulait pas faire usage de la ligature, on pourrait le détruire couche par couche, à l'aide des escarotiques. » (SCARPA, *Traité des hernies*, 1825, p. 195).

Mais si la cautérisation est indiquée par ces deux auteurs, on chercherait vainement dans leurs ouvrages des règles précises sur l'emploi, le choix des caustiques et sur les effets que l'on doit en attendre. D'ailleurs, dans leurs préceptes, il ne s'agit que d'une cautérisation superficielle, bien différente de celle qui est destinée à détruire tout l'épiploon.

Il appartenait à la chirurgie lyonnaise de combler cette lacune. Amédée Bonnet, de si regrettable mémoire, conçut, il y a quelques années, l'idée d'appliquer à la destruction de l'épiploon la pâte au chlorure de zinc, non plus en se bornant à mortifier la superficie de l'épiploon hernié, ainsi que Celse et Scarpa paraissent l'avoir fait, mais en en faisant des applications renouvelées et prolongées dans quelques circonstances pendant plus d'une semaine, afin de détruire toute la partie herniée.

Dans le premier cas, qui date de 1843, il s'agissait d'une masse épiploïque du volume du poing, irréductible et abandonnée dans la plaie après l'opération.

Dans le second, publié en 1847 (*Bulletin de thérapeuti-*

que), A. Bonnet, ayant affaire à une hernie ombilicale épiploïque très-volumineuse, avec inflammation, ulcération et gangrène de l'épiploon, pénétration de l'air dans le sac et état général alarmant, A. Bonnet, dis-je, fit une incision du sac et appliqua plusieurs ligatures sur une masse épiploïque du volume des deux poings et excisa toutes les parties dépassant les ligatures. La gangrène survint ; des applications successives de larges plaques de chlorure de zinc en triomphèrent, et la malade guérit.

Depuis lors, les chirurgiens de Lyon ont imité son exemple, et en ont obtenu, comme je l'indiquerai bientôt, des résultats très-satisfaisants.

Mais tandis que Bonnet se contentait de l'application sur l'épiploon de couches de larges plaques de pâte de chlorure de zinc, qu'il laissait en place vingt-quatre heures et qu'il renouvelait, si cela était nécessaire, après avoir pris la précaution d'enlever, avec le bistouri, les parties mortifiées, M. Desgranges a employé le procédé suivant qui nous paraît préférable.

« L'épiploon est-il libre sans adhérences ? On le rejette sur le ventre au-dessus de l'orifice de la hernie ; on l'engage dans une compresse fendue, cératée sur les deux faces et destinée à protéger la plaie et les organes environnants. On le déplisse, on l'étale de manière qu'il n'offre au caustique qu'une surface peu étendue susceptible d'être cautérisée en vingt-quatre heures. Après l'avoir ainsi isolé, on comprend son pédicule entre deux morceaux de pâte de Canquoin, à quelques millimètres au-dessus de l'orifice herniaire protégé par la compresse. On maintient ce pansement avec un spica de l'aine. Ces précautions suffisent pour contenir la hernie et empêcher le caustique de s'étendre au-delà des parties à cautériser (1). »

Le 14 septembre 1850, M. Desgranges employa pour la

____

(1) *De la cautérisation de l'épiploon dans l'opération de la hernie étranglée.* Vissaguet, thèse pour le doctorat ; Paris, 1858, p. 22.

première fois ce procédé, il s'agissait d'une femme atteinte d'une hernie ombilicale entéro-épiploïque étranglée. La masse d'épiploon, très-volumineuse et adhérente, fut détachée de ses adhérences et cautérisée à plusieurs reprises. La malade n'éprouva, à la suite de l'opération, que quelques accidents insignifiants, deux abcès sous-cutanés et une hémorrhagie très-légère provoquée par des tiraillements exercés sur les chairs. La malade guérit parfaitement (1).

M. Valette eut occasion d'appliquer cette méthode opératoire en 1857, la malade était atteinte de hernie ombilicale entéro-épiploïque étranglée. La kélotomie fut pratiquée, l'intestin fut réduit et sur la masse épiploïque on plaça un morceau de pâte au clorure de zinc ; la malade succomba le lendemain même de l'opération.

§ II.

Les quatre faits de hernies ombilicales étranglées que je viens de faire connaître, sont les seuls, à ma connaissance, où la cautérisation a été employée. Cette méthode de traitement a donc produit des résultats relativement très-satisfants, puisque les auteurs n'enregistrent à la suite de l'opération de la hernie étranglée ombilicale, que des cas de mort, et que nous pouvons, nous, grâce à la cautérisation, citer trois guérisons sur quatre opérations.

Néanmoins, si la cautérisation appliquée pour conjurer les accidents de la kélotomie n'avait été utilisée que quatre fois, nous ne nous serions pas permis de lui assigner dans la thérapeutique des hernies étranglées un rang si élevé. Mais la cautérisation ayant été mise en pratique un grand nombre de fois par plusieurs chirurgiens, dans les cas de hernies inguinales et crurales avec des résultats fort satis-

(1) Voyez pour plus amples détails mon Traité de la cautérisation, p. 457.

faisants, il m'est bien permis de m'étayer de ces faits pour réclamer en faveur de la cautérisation, la première place parmi les méthodes propres à assurer l'efficacité de la kélotomie.

Dans mon Traité sur la cautérisation (p. 453 et suiv.), j'ai fait connaître sept observations de hernies inguinales et crurales étranglées dans lesquelles l'épiploon a été détruit par la cautérisation et je n'ai eu que des succès à enregistrer.

Depuis lors, M. Vissaguet, dans sa thèse inaugurale (Paris 1858), en a cité un assez grand nombre ; et, si la méthode n'a pas toujours sauvé les opérés, elle a du moins procuré des résultats avantageux, puisque sur 23 opérations de kélotomie suivie de la cautérisation, il a pu faire connaître 19 succès contre 4 morts.

Depuis 1858, plusieurs opérations de ce genre ont été faites. Je me suis enquis de toutes celles qui ont été pratiquées, et comme le résultat n'en a été publié nulle part, je m'empresse de le faire connaître.

M. Bonnet a opéré une hernie inguinale avec succès. — M. Barrier a obtenu le même résultat chez un homme. — M. Desgranges, qui a pratiqué 17 opérations analogues, a eu 13 succès contre 4 morts. — Moi-même, j'ai pratiqué sur une femme la cautérisation et j'ai réussi.

Dans les cas de hernies crurales, M. Bonnet a eu sur trois opérations trois succès ; M. Valette sur une opération, un succès ; M. Desgranges sur huit opérations, sept succès, un mort.

Maintenant que j'ai fait connaître tous les faits heureux et malheureux dans lesquels la cautérisation a été employée, il me sera facile de démontrer la supériorité de la cautérisation sur la méthode ordinaire, en plaçant ci-dessous la statistique fournie par M. Huguier, et en regard celle que je viens de dresser.

Statistique, dressée par M. Huguier, des résultats four-
nis par la kélotomie dans les hernies ombilicales étran-
glées.

MM. Huguier	7 opérations,	7 morts.
Gosselin	4	—	4 morts.
Jacquemin	1	—	1 succès.
Guersant	2	—	2 morts.
Broca { à Blandin / à Thierry }	2	—	2 morts.
Demarquay	4	—	4 morts.
Giraldès	2	—	2 morts.
Deguise fils	2	—	2 morts.
Boinet (Sanson)	2	—	2 morts.
Morel-Lavallée	2	—	2 morts,
(Divers chirurgiens).			
Bauchet	1	—	1 mort.
Richet	2	—	1 mort, 1 succès.
Follin	1	—	1 succès.

Total : 32 opérations, 29 morts, 3 succès.

Statistique, dressée par M. Philipeaux, des résultats
fournis par la cautérisation dans le traitement des
hernies étranglées.

Hernies ombilicales.

MM. Bonnet	2 opérations,	2 succès.
Desgranges	1	—	1 succès.
Valette	1	—	1 mort.

Hernies inguinales.

MM. Bonnet	1	—	1 succès.
Barrier	1	—	1 succès.
Desgranges	17	—	13 succès, 4 morts.
Philipeaux	1	—	1 succès.

Hernies crurales.

MM. Bonnet	3	—	3 succès.
Barrier	1	—	1 mort.
Desgranges	8	—	7 succès, 1 mort.
Valette	1	—	1 succès.

Total : 37 opérations, 30 succès, 7 morts.

En résumé, tandis que nous trouvons sur 32 opérations de hernies étranglées, faites à Paris, 29 morts et 3 succès, nous pouvons fournir, par la pratique lyonnaise, c'est-à-dire par la cautérisation associée à la kélotomie, sur 37 opérations, 30 succès et 7 morts.

Il me sera probablement objecté que, dans la statistique de M. Huguier, il ne s'agit que de hernies ombilicales, tandis que dans la mienne se trouvent réunis des faits de hernies inguinales, crurales et ombilicales. Mais je répondrai que le nombre de succès obtenus par la cautérisation est trop considérable, comparé à celui fourni par la kélotomie seule pour qu'on hésite à en inférer la supériorité de la première méthode.

Si maintenant l'on compare ma statistique à celle de M. le professeur Malgaigne, on est encore frappé du ré-résultat.

Sur 183 opérations de kélotomie ombilicale, crurale et inguinale, ce savant professeur a trouvé 114 morts. Pour moi, sur 37 opérations par cautérisation, je trouve 30 succès contre 7 morts; et sur ces 7 insuccès, il en est même 4, au dire de M. Vissaguet, qui ne devraient pas être attribués à cette méthode de traitement. Ainsi deux malades opérés dans un état d'adynamie profonde ont succombé sans présenter aucun signe de péritonite. Un troisième malade est mort dès suites d'un anus contre nature, comme c'est la règle en pareil cas ; et un quatrième était déjà à peu près guéri, lorsqu'une perforation tardive de l'intestin entraîna un épanchement stercoral, une péritonite et la mort.

Quoi qu'il en soit de la légitimité de ces réserves, ma statistique, dressée aussi consciencieusement que possible et toute en faveur de la cautérisation, méritait d'être connue, car l'ensemble des faits sur lesquels elle est fondée prouve incontestablement les avantages de cette méthode de traitement.